RELATION D'UNE ÉPIDÉMIE CHOLÉRIQUE

RELATION

D'UNE

ÉPIDÉMIE CHOLÉRIQUE

QUI A RÉGNÉ

A LA CALMETTE (Gard)

PENDANT LES MOIS DE SEPTEMBRE, OCTOBRE ET NOVEMBRE 1855,

PAR

JULES ROUX

Officier de Santé à la Calmette, ancien Élève interne (par intérim) à l'Hôtel-Dieu à Nimes.

NIMES

DE L'IMPRIMERIE SOUSTELLE,

BOULEVART SAINT-ANTOINE, 9.

1856

RELATION

D'UNE

ÉPIDÉMIE CHOLÉRIQUE.

De tous les objets qui se présentent à l'observation du médecin, le plus intéressant, sans contredit, est l'étude des maladies épidémiques. Leur invasion intempestive, leur étiologie obscure, leur symptomatologie insolite, et leur redoutable gravité, posent à la thérapeutique des problèmes d'une solution difficile. Aussi, malgré les importants travaux dont ces maladies populaires ont été l'objet, depuis Hippocrate jusqu'à nos jours, il reste encore beaucoup à faire ; car c'est le propre du génie épidémique de se transformer à travers l'évolution des âges, et de se reproduire de loin en loin sous une face nouvelle.

Aussi, il est du devoir de tout médecin appelé à observer une épidémie de recueillir les faits soumis à son étude, afin de concourir pour sa part à éclaircir la nature de ces maladies.

Placé, comme médecin de campagne, au milieu d'une population cruellement éprouvée par une épidémie cholérique, je crois qu'il est de mon devoir de décrire simplement les faits que j'ai observés, en m'abstenant de toute affirmation dogmatique et de tout système préconçu, laissant ce travail à de plus habiles que moi ; car, en entreprenant ce travail, j'ai moins consulté mes forces que mon désir d'être utile à mes concitoyens et de témoigner l'intérêt que je porte à la population confiée à mes soins.

Je saisis cette occasion pour rendre un hommage public à M. Mallet, maire de la commune de la Calmette, jeune administrateur intelligent et tout dévoué au bien-être de ses administrés ; je n'oublierai pas M. le curé Durand et M. le pasteur Finiel, qui, au milieu de ces cruelles épreuves, ont rivalisé de zèle et d'abnégation.

La commune doit également une large part de sa reconnaissance à M. Alazard, sous-préfet d'Uzès, ce sage fonctionnaire qui, plein de sollicitude pour son arrondissement, avait ordonné des mesures pour prodiguer à la population tous les secours dont elle pouvait avoir besoin.

La commune de la Calmette, située dans l'arrondissement d'Uzès (département du Gard), est assise sur un plateau adossé du côté du Midi à une montagne qui l'abrite incomplètement contre les vents du Sud, et dominant du côté du Nord la vaste plaine de la Gardonenque. Cette exposition au Nord fait prédominer dans cette localité, principalement en hiver, les maladies de nature inflammatoires et surtout les fluxions de poitrine ; les maladies de l'été participent elles-mêmes de cette nature phlogistique ; rarement dans cette saison on observe des fièvres gastriques bilieuses et des fièvres typhoïdes ; tandis que dans des localités peu éloignées, à Saint-Chaptes spécialement, ces maladies sont assez communes. Les fièvres intermittentes chez nous sont presque complètement inconnues. Les habitants de la Calmette sont soumis à des conditions hygiéniques fâcheuses ; les rues sont étroites et mal tenues, sauf la rue que forme la grande route de Nimes à Alais. La majeure partie de la population se compose de cultivateurs adonnés aux rudes travaux de la campagne. Les femmes, pendant l'hiver, cardent la filoselle, dans des endroits humides et mal aérés, et en été se livrent à des travaux agricoles. Le régime habituel se compose d'aliments féculents et de porc salé. Les eaux sont rares, insuffisantes, de mauvaise qualité, et sont fournies par des puits. La population est de 1250 habitants, la mortalité, d'après les registres de l'Etat civil, fournit, en moyenne, les chiffres de 28 à 30 décès par an. L'année 1855 en a fourni, à cause de l'épidémie, 70.

Pendant l'année 1854, tandis qu'au mois d'août et de septembre, le choléra sévissait dans les environs à Saint-Géniès, à Saint-Chaptes, à Russan, Aubarne et Blauzac, nous n'avons observé à la Calmette aucun cas de cette maladie épidémique. La constitution médicale a suivi son cours régulier, et même l'époque où le choléra régnait dans dans les communes voisines a été remarquable chez nous par une salubrité exceptionnelle. Pendant l'hiver de 1854 à 1855, les maladies inflammatoires ont prédominé comme d'habitude ; au commencement de l'été quelques diarrhées ont attaqué les enfants en bas âge ; il est à remarquer que les communes voisines qui, l'année dernière, avaient été atteintes par le choléra, ont été préservées cette année; tandis qu'à la Calmette l'épidémie a éclaté le 24 septembre et a sévi jusqu'au 19 novembre avec une assez grande intensité.

Dans cet espace de temps, qui embrasse près de deux mois, 41 cas cholériques ont été observés, sur lesquels nous avons compté 28 décès et 13 guérisons ; tous les cas nous ont offert des symptômes analogues, qui reproduisaient fidèlement l'empreinte de l'influence épidémique ; néanmoins, certaines différences observées dans la rapidité de leur marche et dans la promptitude de leur terminaison, nous permettent de grouper ces faits en trois catégories :

1° Dans la première, rentrent les cas à marche rapide qui se sont terminés par la mort au bout de quelques heures.

2° La seconde catégorie, comprend les cas terminés aussi par la mort, mais qui ont suivi une marche plus lentement progressive.

3° Dans la troisième, nous placerons les cas terminés par la guérison.

1re Catégorie de Faits.

1re *Observation.*

Marie Laget, femme Julian, âgée de 28 ans, d'une constitution robuste, après avoir mangé une soupe froide de pommes de terre, le 23 septembre, se mit au lit vers les dix heures du soir en état de parfaite santé. A trois heures du matin, elle fut prise subitement de vomissements et de selles très-abondantes, de crampes douloureuses dans les membres inférieurs, de refroidissement, de constriction épigastrique, de gêne dans les mouvements respiratoires. A six heures du matin appelé auprès d'elle, je la trouvais dans l'état suivant : face grippée, yeux caves et cernés, profondément enfoncés dans les orbites, prostration. Les selles et les vomissements sont arrêtés, les urines sont supprimées, le pouls est insensible, la peau est froide comme de la glace, gluante, visqueuse, la voix est éteinte, la respiration est presque insensible, l'haleine est froide, la peau légèrement cyanosée. Malgré l'emploi des excitants les plus énergiques, la malade a succombé à huit heures du matin,

2me *Observation.*

MARIE FAJON, épouse BRUGUIÈRE, âgée de 56 ans, d'une constitutiont forte, fut prise subitement, le 11 octobre, à six heures du soir, au milieu de ses occupations de ménage, sans symptôme précurseur, de vomissements de matières rizacées, et de selles de même nature ; l'écoulement de ces matières par la partie supérieure et inférieure du tube digestif était très-abondant et se faisait comme par fusées ; les nausées se renouvelaient à tout moment, les vomissements se succédaient avec une grande promptitude, accompagnés d'une sensation de constriction très-vive à l'épigastre et le long du rebord des fausses côtes. Les selles étaient très-abondantes et tout-à-fait semblables à la matière des vomissements. La malade éprouvait de légers vertiges et des bourdonnements dans les oreilles. Des crampes douloureuses se faisaient sentir dans les mollets et semblaient redoubler au moment où les évacuations étaient le plus abondantes ; les traits de la physionomie étaient grippés, le nez effilé, les parties osseuses de la face saillantes ; les yeux commençaient à se cerner et à s'enfoncer dans les orbites, les extrémités inférieures et les mains étaient froides ; la peau avait perdu son élasticité ; le pouls était fréquent, vite, concentré ; la respiration était difficile, entrecoupée de soupirs et de gémissements ; la voix commençait à perdre de sa force ; la malade était dans un état de grande agitation. (Potion avec l'ether et le laudanum, lavements laudanisés, sinapismes et frictions stimulantes sur les extrémités inférieures, eau fraîche par cuillerées tous les quarts-d'heure, large vésicatoire sur l'épigastre.) Malgré l'emploi soutenu de ces moyens, la maladie continue à faire de rapides progrès; deux heures après l'invasion, vers huit heures, les selles et les vomissements sont arrêtés, les urines sont supprimées; les crampes persistent encore, mais avec moins d'intensité. Il est survenu un amaigrissement notable; les yeux sont excavés et entourés d'un cercle bleuâtre; les contractions du cœur ont diminué d'énergie, le pouls est presque insensible. Tempes et joues creuses, nez effilé, narines pulvérulentes. Le refroidissement s'est emparé de tout le corps; la peau est macérée, gluante, visqueuse; lèvres bleuâtres, nez et langue froids. Sur les autres parties du corps, la cyanose ne paraît qu'à un dégré très-faible; voix presque éteinte, haleine froide; prostration, violente oppression épigastrique; la respiration se fait avec peine. (Administration du sulfate de strichnine.) La maladie continue à faire de rapides progrès. La respiration devient de plus en plus embarrassée, le froid devient glacial, le pouls s'efface, la malade tombe dans un état comateux et expire à onze heures et demie.

Le fait que nous venons de rapporter peut servir de type à tous ceux qui rentrent dans la même catégorie; il nous représente, sous les traits les plus saillants, les différents symptômes de la maladie et sa marche rapide; aussi, c'est pour ce motif que je l'ai consigné dans ses moindres détails pour éviter des répétitions fastidieuses. Je me contenterai donc de consigner les faits suivants d'une manière moins détaillée.

3me *Observation.*

Marie Mouret, épouse Granier, âgée de 57 ans, d'une constitution faible, fut prise, le 28 octobre, de vomissements et de selles rizacés, de crampes violentes; face grippée, affaiblissement du pouls, refroidissement général, constriction épigastrique, gêne de la respiration. L'état algide et asphyxique fait de rapides progrès et la mort survient au bout de quelques heures.

4me *Observation.*

ELISABETH DOUSTALLY, femme RIBIÈRE, âgée de 50 ans, d'une constitution robuste, fut prise, le 30 octobre, à onze heures du matin, sans symptômes précurseurs, de vomissements et de diarrhée ; crampes, constriction à l'épigastre, extrémités froides, respiration difficile, face grippée, altération de la voix. La malade, malgré les instances de M. le curé, ne veut se soumettre à aucun traitement interne. (Frictions excitantes, révulsifs cutanés.) La maladie continue à faire de rapides progrès. Les évacuations se suppriment, le pouls s'affaiblit de plus en plus, la voix s'éteint, les yeux s'excavent, l'amaigrissement fait des progrès rapides, la respiration est de plus en plus embarrassée, le froid gagne toute la surface du corps, l'état algide et asphyxique se prononce de plus en plus, et la mort survient au bout de sept heures.

5me *Observation.*

MARIE CHABAUD, femme PRIEUR, âgée de 35 ans, d'une constitution robuste. Deux de ses enfants furent atteints par l'épidémie, le 31 octobre, l'une, FRANÇOISE PRIEUR, à neuf heures du matin ; l'autre, MÉLANIE PRIEUR, à onze heures ; celle-ci succombe à cinq heures du soir, six heures après l'invasion, et l'autre au bout de quinze jours.

Le 3 novembre, M. le commissaire de police d'Uzès fut envoyé, par M. le sous-Préfet, à La Calmette, pour constater l'état sanitaire de cette commune. Comme ce jour-là il n'y avait pas eu de nouveaux cas, je pus seulement lui montrer quelques personnes en état de convalescence, entr'autres cet enfant PRIEUR. Vers cinq heures du soir, M. le commissaire put questionner la mère, bien portante à cette heure, sur la maladie de ses deux enfants. Le lendemain, 4 novembre, à quatre heures du matin, la mère fut atteinte. La maladie débuta chez elle comme dans les cas précédents, par des vomissements et des déjections très-abondantes de matières rizacées. L'état algide et asphyxique se déclara promptement et fit des progrès très-rapides ; à neuf heures du matin, cinq heures après le moment de l'invasion, la malade avait cessé d'exister.

6me *Observation.*

Le même jour, 4 novembre, et à-peu-près à la même heure, le nommé Isaac Rouvière, âgé de 60 ans, fut frappé par l'épidémie.

Dans cette observation, deux choses sont à noter : En premier lieu, le sexe du malade ; on a dû s'apercevoir déjà que tous les cas que nous avons rapportés, appartiennent à des femmes ; deux hommes seulement furent atteints par l'épidémie. En second lieu, l'invasion de la maladie fut précédée chez lui par une diarrhée qui durait depuis 24 heures, ce qui ne l'avait pourtant point empêché de se livrer à ses travaux. Vers quatre heures du matin, les vomissements caractéristiques se déclarèrent ; bientôt survint le refroidissement des extrémités inférieures, la gêne de la respiration, la constriction épigastrique, la suppression des urines : au bout de quelques heures, l'état algide était bien établi ; le malade succomba dans la soirée.

7me *Observation.*

Elisabeth Crès, femme Vialla, âgée de 50 ans, se mit à l'eau le 6 novembre, par un très-mauvais temps, pour laver son linge ; le lendemain matin, 7 novembre, elle fut prise de diarrhée; malgré cela elle se rendit à Nimes à pied et garda la diarrhée toute la journée ; le soir on la ramena à la Calmette sur une charrette ; à 7 heures se déclarèrent des vomissements rizacés, accompagnés de crampes très-douloureuses, de constriction à l'épigastre, de grande difficulté dans les mouvements de la respiration, d'altération profonde dans les traits de la face. Au bout de deux heures, les évacuations se supprimèrent, un refroidissement général gagna toute la surface du corps, la figure devint hypocratique, l'état asphyxique s'aggrava de plus en plus et se termina par la mort à onze heures du soir.

Deux sœurs de la malade dont nous venons de donner l'observation, succombèrent aussi à l'épidémie : le 28 octobre, Madelaine Crès, femme Vialla, âgée de 52 ans ; le 19 novembre, Marie Crès, âgée de 45 ans.

Tous les cas que nous venons de passer en révue ont été remarquables par leur invasion soudaine, leur marche rapide et leur prompte terminaison ; chez deux malades seulement, Isaac Rouvière et Elisabeth Crès, nous avons observé une période prodromique, caractérisée par une diarrhée qui avait duré 24 heures ; chez tous les autres, ces prodromes ont fait défaut. A partir du moment de l'invasion, signalée par les vomissements et les selles rizacés, tous les symptômes marchent avec impétuosité, au point qu'il est très-difficile de diviser la maladie en périodes distinctes : tout semble se confondre; les déjections alvines ont à peine commencé, que déjà le refroidissement s'empare des extrémités, envahit toutes les parties du corps et amène un état algide bien prononcé ; des crampes très-douloureuses se font sentir dans les extrémités inférieures ; le pouls devient extrêmement faible et finit par s'éteindre complètement ; la respiration, d'abord gênée et difficile, s'embarrasse de plus en plus et finit par devenir complètement asphyxique; l'amaigrissement survient avec une rapidité effrayante; la maladie résiste à tous les secours de l'art, et la mort survient au bout d'un espace de temps qui varie de quatre heures à dix heures.

Mais tous les cas que nous avons observés n'ont pas marché avec une si grande rapidité.

Nous allons rapporter maintenant un certain nombre d'observations dans lesquelles la maladie a suivi une marche plus lente, et, jusqu'à un certain point, plus régulière. L'intervention de l'art, dans ces cas-là, a été plus efficace, et a pu quelques fois lutter avantageusement contre la maladie.

Je rapporterai d'abord les cas terminés par la mort et ensuite ceux qui ont été suivis de guérison.

2me Catégorie de faits.

1re Observation.

Antoine BÉRARD, âgé de 5 ans, fut atteint de vomissements et de diarrhée rizacée, le 4 octobre; en même temps il éprouva des crampes, des constrictions à l'épigastre, du refroidissement aux extrémités, un affaiblissement notable du pouls. Ces symptômes continuèrent sans modification sensible jusqu'au lendemain ; nous lui ordonnâmes une potion et des lavements laudanisés, des frictions stimulantes, des sinapismes appliqués à la région épigastrique. Le 5, le refroidissement avait gagné le tronc, le pouls était plus affaibli, les vomissements et les selles continuaient, quoique à des intervalles plus rares ; la face était grippée, l'oppression épigastrique était devenue plus intense, la voix était voilée, les urines s'étaient supprimées ; la peau était couverte d'une sueur visqueuse. On applique un vésicatoire à l'epigastre qui soulage l'oppression dont cette région était le siége. Le lendemain 6 octobre, l'état algide avait fait encore plus de progrès ; les évacuations s'étaient supprimées, la face était hypocratique, les lèvres cyanosées, les yeux enfoncés dans les orbites, le pouls avait disparu, la respiration était asphyxique, l'haleine froide, l'abattement profond ; dans l'après-midi, le malade tomba dans le coma et mourut dans la soirée.

La nuit que cet enfant est tombé malade et à-peu-prés à la même heure, son frère, âgé de 3 ans, fut également atteint par l'épidémie, et il guérit au bout de quinze jours. La mère, enceinte de 7 mois, fut frappée par la maladie le jour de la mort de son premier enfant, resta malade pendant dix jours et finit par guérir.

2me Observation.

Julie GAZAY, âgée de 50 ans, fut atteinte par l'épidémie le 10 novembre. Comme chez les sujets précédents, la maladie débuta chez elle, sans prodrome, par des vomissements et des selles rizacés, une vive douleur à l'épigastre, de l'oppression, des crampes dans les mollets, de la gêne dans la respiration, la faiblesse du pouls, le refroidissement des extrémités, la suppression des urines; mais les symptômes se développèrent avec plus de lenteur. L'état que nous venons de décrire persista jusqu'au lendemain, les vomissements et les déjections continuèrent pendant toute la nuit; nous lui administrâmes une potion opiacée, des lavements laudanisés, des frictions stimulantes, nous appliquâmes des sinapismes sur les membres et sur l'épigastre; le 11, les évacuations se supprimèrent et l'état de la malade s'aggrava, la face devint grippée, le refroidissement gagna toutes les parties du corps, le pouls s'effaça encore davantage, la respiration devint plus difficile; la voix s'affaiblit, la peau était macérée et visqueuse; la malade tomba dans un état de grande prostration: (Application d'un large vésicatoire sur l'épigastre). Le lendemain 12, cet état algide avait continué à faire des progrès alarmants; le pouls avait disparu; le refroidissement était glacial, l'oppression était très-intense et la difficulté de respirer très-grande; la malade succomba dans la soirée.

D'après les symptômes que nous venons de décrire, on voit que les maladies de cette catégorie, marchaient avec moins de promptitude et d'une manière plus progressive que celles de la catégorie précédente.

Nous pouvons reconnaître ici la succession de deux périodes: 1° une première période caractérisée par des selles et des vomissements de matières rizacées, par des crampes très-intenses et très-douloureuses dans les muscles du mollet, par l'affaiblissement du pouls, l'oppression épigastrique, le refroidissement des extrémités; 2° une seconde période ou période algide et asphyxique; le froid gagne le tronc, la face, le nez, les oreilles, et finit par devenir glacial; la peau perd sa tonicité et se recouvre d'une humidité visqueuse, les urines se suppriment, la face devient hippocratique et légèrement cyanosée; la respiration d'abord gênée finit par devenir asphyxique, l'air est rendu froid et tel qu'il avait été inspiré, la voix s'affaiblit et s'éteint, le pouls devient de plus en plus faible et finit par s'effacer, il survient un amaigrissement rapide dans toutes les parties du corps, le malade tombe dans un abattement profond qui se termine par la mort. Dans certains cas cependant nous avons été assez heureux pour combattre avantageusement cet état algide et procurer une réaction salutaire.

3me catégorie de faits.

Observation.

Pierre Peloux, berger, âgé de 40 ans, fut frappé par l'épidémie le 18 octobre. Chez lui, la maladie suivit la même marche que chez les malades de la 2me catégorie. La période de diarrhée et de vomissement dura 24 heures, après quoi survint un état algide bien prononcé; nous lui administrâmes des opiacés à l'intérieur et en lavements, des sinapismes sur les différentes parties du corps, des boissons froides, un large vésicatoire sur l'épigastre. Sous l'influence de ces moyens, le 20 octobre, 3me jour de la maladie, la réaction commença à se faire. Cette réaction s'exécuta très-lentement et très-difficilement, le pouls commença à se faire sentir d'une manière presque inappréciable aux artères radiales; le nez, la langue et les oreilles recouvrèrent leur chaleur, la respiration devint moins difficile; mais le malade était toujours plongé dans un abattement profond; le lendemain 21, la chaleur était revenue au tronc, mais les mains et les pieds étaient encore froids; les pulsations du pouls étaient perçues plus facilement, mais encore très-faibles; la constriction épigastrique avait disparu, la face avait perdu son expression hippocratique; cependant elle était encore profondément altérée; les urines étaient revenues, mais restaient très-rares. Le 22, les pieds et les mains avaient recouvré leur chaleur, mais ces extrémités avaient une grande tendance à se refroidir de nouveau; le pouls continuait à se relever lentement; la voix était moins faible, la peau commençait à reprendre sa tonicité. Cet état de choses continua à rester stationnaire pendant plusieurs jours; le malade restait dans une grande faiblesse; il conservait encore une sensation d'ardeur à l'épigastre et une grande appétence pour les boissons froides; la face était encore amaigrie et les yeux excavés. Cependant, quand l'état de l'estomac eût permis au malade de prendre des bouillons, cet état de faiblesse diminua peu à peu; vers le quinzième jour de la maladie, le pouls avait repris de la force, les urines étaient devenues plus abondantes, l'amaigrissement avait diminué, la voix était revenue, la chaleur s'était établie d'une manière solide; le malade entra en convalescence.

D'après la description que nous venons de faire, on voit que la réaction était lente et difficile; elle se faisait attendre pendant plusieurs jours et ne s'exécutait que d'une manière graduelle et lentement progressive. Un état de faiblesse, accompagné d'une tendance marquée au retour de l'état algide, constituait le caractère le plus remarquable, l'élément essentiel de ces réactions. Chez d'autres malades également guéris, cette période a duré plus longtemps. Julienne Teissèdre, femme Granier; Jeanne Bruguière, femme Béchard, Eugénie Christol, femme Bérard; ont resté malades pendant trois semaines; chez Rose Audemard, la femme Rouvière, la fille Bruguière, l'enfant Bérard, l'enfant Chabaud, et chez plusieurs autres, la maladie a duré plus d'un mois.

La convalescence, chez tous ces malades, a été très-longue; ils étaient très-longtemps faibles, pâles, amaigris; les forces digestives restaient languissantes, le système nerveux conservait une grande susceptibilité; plusieurs d'entr'eux ne sont pas encore complètement rétablis.

Le traitement que nous avons dirigé contre cette épidémie consistait dans l'emploi des moyens suivants : Dans la première période, nous nous efforcions de modérer l'abondance des évacuations et de calmer l'état de spasme dont l'épigastre était le siége; le moyen qui nous réussissait le mieux, était l'administration des opiacés à doses assez élevées; nous donnions le laudanum en potion à la dose de vingt à quarante gouttes dans les vingt-quatre heures, et en même temps des quarts de lavements émollients avec addition de dix à quinze gouttes de laudanum.

Les malades étaient mis à l'usage de boissons froides; les boissons chaudes, aromatiques, étaient repoussées et avaient le grave inconvénient d'exaspérer le vomissement; on donnait de l'eau froide par cuillerées toute les demi-heure. On appliquait sur la région épigastrique de larges sinapismes et quelque temps après un large vesicatoire. Ces topiques dérivatifs calmaient la constriction épigastrique et rendaient plus faciles les mouvements respiratoires. On pratiquait des frictions sur les membres, pour calmer les crampes dont ils étaient le siége.

Avec l'établissement de l'état algide, se présentaient de nouvelles indications. Nous avons déjà fait observer que, chez les malades de la première catégorie, cet état algide s'établissait d'emblée. Nous cherchions alors à ranimer la chaleur vitale prête à s'éteindre et à exciter les fonctions de la respiration et de la circulation. Comme excitants internes, nous avons donné les opiacés à haute dose, ainsi que dans la période précédente, et de plus des potions éthérées, ammoniacales, etc.

Le vésicatoire appliqué à l'épigastre trouvait encore ici son indication; dans plusieurs cas, il nous a paru concourir puissamment à amener la réaction. Le malade était entouré de linges chauds; on pratiquait sur les membres des frictions stimulantes; des sinapismes étaient promenés successivement sur les différentes parties du corps, sur la poitrine, le long de la colonne vertébrale; c'est le moyen révulsif qui nous a paru agir avec le plus d'énergie. Chez quelques malades nous avons employé le sulfate de strichnine pendant la période algide, mais sans aucun succès.

Avant de terminer, je dois rapporter l'observation bizarre de l'enfant Solle qui, gravement atteint par l'épidémie, et arrivé à l'état algide, malgré les instances de M. le curé et les miennes, ne voulut se conformer à aucune prescription, pas même au séjour au lit; il se leva et s'abreuva toute la nuit d'une grande quantité d'eau froide; ce singulier traitement détermina chez lui la réaction et il guérit sans aucun accident.

Quelle cause a présidé au développement de cette affection populaire? On ne peut certainement pas accuser les conditions hygiéniques dans lesquelles vivaient les habitants. Ces conditions étaient les mêmes les années précédentes et cependant en 1854 nous avons été préservés de l'épidémie qui ravageait les communes voisines. En 1855, au contraire, quoique l'Administration eût pris quelques mesures de salubrité, nous avons été envahis par la maladie. De plus l'influence épidémique s'est fait ressentir de préférence dans le quartier le plus sain et le mieux exposé, le long de la grande route.

Quant à la constitution atmosphérique, notons que le cours des saisons, pendant les années antérieures, n'avait subi aucun dérangement et n'avait offert aucune qualité intempestive. Les maladies avaient suivi une marche régulière en rapport avec la nature des saisons correspondantes. Ce fut seulement pendant l'été que l'imminence de l'épidémie se révéla par des diarrhées nombreuses et graves, qui attaquèrent les enfants en bas âge. L'automne fut remarquable par la prédominance des vents du Sud, une grande humidité et des pluies abondantes; c'est alors que l'épidémie cholérique fit explosion le 24 septembre et sévit avec intensité jusqu'au 19 novembre, tant que régna cette intempérie humide. La pluie qui survint le 4 octobre nous amena plusieurs cas. Le 18 octobre le temps s'étant remis au beau, l'épidémie entra dans une période de décroissance; nous n'observâmes pas de nouveaux cas jusqu'au 26 du même mois. Ce jour-là le temps étant redevenu humide et pluvieux, nous constatâmes une recrudescence qui se prolongea avec cette constitution humide jusquau 2 du mois de novembre. Le vent ayant tourné au nord pendant deux jours, nous n'observâmes pas de nouveaux cas. Mais le 4 novembre le retour de la pluie ramena une nouvelle recrudescence de l'épidémie qui se termina le 19 du même mois.

Ce rapport proportionnel et constant, entre l'intensité de la maladie et la prédominence des vents du Sud, mérite d'être signalé; mais cette coïncidence fournit-elle une explication étiologique suffisante? Bien loin de là, combien de fois n'observe-t-on pas de pareilles constitutions atmosphériques, sans qu'on ait à signaler l'apparition d'une semblable épidémie? Et combien de fois n'a-t-elle pas fait explosion dans des conditions météorologiques toutes contraires? L'influence de l'humidité n'a agi que comme cause occasionnelle et non comme cause essentielle et nécessaire.

Parmi les causes prédisposantes, il faut placer en première ligne l'âge et le sexe; les femmes et les enfants ont été frappés de préférence ; le sexe masculin n'a fourni qu'un minime contingent. Sur 41 personnes affectées, on compte 25 femmes, 14 enfants et 2 hommes seulement.

Parmi les faits que nous avons observés, deux semblent venir à l'appui de la doctrine de la contagion : ce sont ceux de la famille Prieur et de la famille Bérard que nous avons rapportés à la cinquième observation de la première catégorie et à la seconde observation de la deuxième catégorie. Y a-t-il eu transmission d'un principe contagieux, ou n'est-ce qu'une simple coïncidence ? En présence de deux faits isolés, nous devons rester dans la réserve la plus absolue. Signalons aussi le fait des sœurs Crès qui toutes trois ont succombé à l'épidémie; ici il est évident que la consanguinité a agi chez elles comme cause prédisposante.

Ainsi, les conditions endémiques, la constitution atmosphérique, les circonstances hygiéniques, l'âge, le sexe, n'ont été que des causes prédisposantes et occasionnelles ; il faut, pour nous rendre raison de ces faits, admettre nécessairement l'intervention d'une influence inconnue dans son essence et insaisissable dans sa constitution matérielle : en un mot, d'un principe épidémique.

Nimes. — Typ. SOUSTELLE, boulevart St-Antoine.

www.ingramcontent.com/pod-product-compliance
Lightning Source LLC
LaVergne TN
LVHW021530140926
848035LV00047B/1288